Richard

MÉMOIRE
SUR LA CONSTITUTION
MÉDICALE

DES TROIS PREMIERS MOIS DE L'AN 1806,
Et sur les maladies qui ont régné, dans Tarascon, pendant ce trimestre; accompagné de l'ouverture des cadavres faite, cet hiver, dans l'hospice civil et militaire de cette ville;

ET

OBSERVATIONS sur les principales maladies traitées pendant le reste de la même année;

Par F. J. RICHARD,

DOCTEUR en Médecine de l'École de Montpellier, Médecin des Hospices de Tarascon-sur-Rhône, Membre et Secrétaire du Comité de Vaccine séant dans cette ville, médecin pour les épidemies du 3e. Arrondissement du Département des Bouches-du-Rhône, Membre correspondant des Sociétés de Médecine, du Gard, de médecine pratique de Montpellier, de Marseille, etc., etc.

FÉVRIER M. DCCC. VII.

A

MONSIEUR PARIS,

SOUS-PRÉFET DU 3e. ARRONDISSEMENT

DU

DÉPARTEMENT DES BOUCHES-DU-RHONE;

A

L'ADMINISTRATEUR INTÈGRE;

AU

PHILANTHROPE ÉCLAIRÉ;

AU

POETE AGRÉABLE;

COMME UN HOMMAGE RENDU

A SES VERTUS SOCIALES

PAR SON DÉVOUÉ SERVITEUR.

RICHARD d. m. m.

L'HIVER de 1806, s'étant trouvé fécond en maladies; et ayant donné mes soins à cinq à six cents prisonniers de guerre malades à notre hospice où j'ai eu la facilité de faire ouvrir tous les cadavres : habitué d'ailleurs, à me rendre compte des faits journaliers que m'offre ma pratique ; j'avois mis par écrit mes observations sur la constitution médicale de ce trimestre : je les communiquai à la société de médecine de Marseille qui en fit mention honorable dans une de ses séances : encouragé par l'accueil flatteur que des collegues profondement instruits dans l'art de guérir, ont bien voulu faire à mon travail, j'ose le livrer à l'impression, après y avoir ajouté quelques observations sur les principales maladies que j'ai traité dans Tarascon, pendant le cours de l'année 1806 : puisse cet opuscule prouver, à mes concitoyens, que l'état de médecin, quoique penible, et souvent périlleux, me sera toujours cher et agréable, ayant pour objet le soulagement et la guérison de mes semblables !

Qui artem medicam rectâ investigatione assequi volet, is primùm quidem anni tempora in considerationem adhibere debet, quid horam quoque possit: neque enim quid quam habent simile, sed cùm inter se plurimùm differunt, tum etiam propter eas quæ in eis contigunt mutationes, etc. (*Hippocrates de aer. lec. aq. sect.* III. *Foës page* 281.)

Tout homme qui veut acquérir un mérite réel et complet dans l'art de guérir doit premièrement observer les caractères des saisons de l'année; car non-seulement elles différent entr'elles, mais chacune d'elles differe encore beaucoup de sa semblable, par les variations extraordinaires qu'elle peut éprouver, etc.

Quoniam verò diversa atmospheræ constitutio; diversè planè modò corpora humana afficit, ratio certè et modus hujus diversitatis semper à medicis est conspiciendus: (*J. Huxannii opera. phis. med. prologom. tom. Ier. pag.* 22.)

Mais parce que la constitution diverse de l'atmosphere influe, d'une manière certaine et différente, sur le corps humain, le médecin doit toujours considérer, le mode, et la manière d'agir de cette diversité.

MÉMOIRE
SUR LA CONSTITUTION MÉDICALE
DES TROIS PREMIERS MOIS DE L'AN MIL HUIT CENT SIX, etc., etc.

Le printemps de l'an XIII fut, au commencement, pluvieux et froid; il devint variable, froid et humide, dans les mois de floréal et prairial; le 27 de ce dernier mois, il s'éleva un ouragan qui dura une partie de la journée, et porta un grand préjudice à la recolte de nos grains : nous eumes à traiter, dans cette saison, des fièvres catarrhales gastriques, compliquées de toux et de maux de gorge, des fièvres intermittentes, principalement du type-tierce, des douleurs articulaires, des ophtalmies, des erysipeles et quelques scarlatines.

La chaleur et l'humidité se firent remarquer dans le mois de messidor; le 3, après midi, il tomba une grosse pluie accompagnée d'éclairs et de tonnerres; il plut, ce jour-là, par tous les vents. La constitution des mois thermidor et fructidor, fut chaude et variable : les maladies regnantes de cet été, furent, les fièvres catarrhales bilieuses, les fièvres intermittentes, parmi lesquelles nous rencontrâmes quelques insidieuses ou pernicieuses, les colera-morbus, les rhumatismes, les érysipeles, quelques ophtalmies, et plusieurs maladies éruptives parmi les enfans.

A

L'automne de l'an XIV, parut sec et tempéré, au commencement; variable et humide, vers le milieu; et froid et humide, à la fin: le 21 frimaire, nous eumes de la neige qui se fondoit en tombant; les 27 et 28, la neige fut accompagnée de givre: à la prédominance des vents austraux et au temps variable et humide de cette saison, on devoit s'attendre à voir regner une infinité d'états fluxionnaires: effectivement, cette constitution donna naissance, aux attaques de goutte et de rhumatisme, aux accès d'asthme, aux erysipeles, aux ophtalmies, aux odontalgies, aux otalgies, aux fièvres catarrhales, aux maladies de la peau, et principalement à un catarrhe qui se répandit, épidémiquement, dans nos contrées, au commencement de nivôse, et regna, sans interruption, jusque dans le mois d'avril, en compliquant, assez souvent, la plûpart des maladies intercurrentes sporadiques.

La constitution atmospherique des trois premiers mois de l'an 1806, ayant été la même que celle que nous avions éprouvé pendant l'automne, nous eumes, cet hiver, à peu-près, les mêmes maladies à combattre: nous rencontrâmes de plus, des fièvres intermittentes simples et insidieuses; des hydro-thorax; et enfin une fièvre catarrhale nerveuse, compliquée, presque toujours, avec une fièvre d'hôpital.

Le catarrhe épidémique atteignit une infinité d'individus, de tout âge, de tout sexe et de toute condition; cependant la classe des cultivateurs a paru, en général, en être la moins affectée; les principaux symptômes de cette maladie, étoient, une fièvre légère, des frissons vagues, une grande lassitude, des maux de tête, des éternumens frequens, un flux d'humeur séreuse par les narrines, la toux souvent accompagnée, de vomissement, de syncopes et des insomnies ; il y avoit ordinairement, sur le soir, un redoublement de la fièvre qui se terminoit, vers le matin, par la sueur et les crachats ; le pouls, dans cette affection, étoit fréquent, petit, quelquefois plein et presque toujours foible ; la bouche se trouvoit pâteuse : la langue étoit sale ; les amygdales paroissoient gonflées, rarement enflammées.

Le grand nombre de sujets que ce catarrhe frappa indistinctement, prouve qu'il étoit produit par une cause générale, attribuée, à juste raison, à la constitution antérieure et présente de l'atmosphère.

La débilité, les fluxions, les points de côté, quelques symptômes inflammatoires et les vers sur tout, furent les principales complications de cette maladie qui, sous le rapport de la simplicité, ne peuvoit causer de l'inquiétude.

Ce catarrhe se terminoit ordinairement, du 2e. au 8e. jour, par la sueur, l'expectoration, et quelquefois par une hémorragie du nez ; et quand la maladie se prolongeoit jusqu'au 14e. jour, la crise se faisoit en même-temps, par la sueur, les crachats, les urines et par des évacuations abondantes de matières cuites, produites par les effets de l'art ou de la nature : il n'y avoit donc que les complications, les différens individus qu'elle attaquoit et les circonstances qui la rendoient plus ou moins conséquente, et quelquefois mortelle : les asthmatiques et les personnes sujettes aux fluxions, en souffrirent beaucoup ; et ceux qui en furent les victimes, étoient des gens âgés ou des individus foibles, cacochimes, atteints déjà d'une maladie grave ou chronique.

Le traitement employé contre le catarrhe épidémique, consistoit, à retablir la transpiration, à inciser les matières pituiteuses et muqueuses qui engoüoient ordinairement les bronches, et à évacuer les matières saburrares renfermées dans les premières voies: pour remplir ces vues curatives, je fis administrer pour tisane, une décoction de tilleul, dans laquelle on mettoit du miel et du suc de citron; je donnai en outre des potions expectorantes kermétisées; et lorsque j'avois à combattre un état de foiblesse, j'employois le vin mitigé avec une décoction de chicorée amère: pour évacuans, je me servois de 8 à 10 grains d'ipécacuanha, délayés dans une infusion de deux onces et demie de manne. Quant aux purgations par le bas, j'en ai été très avare dans cette affection morbide, accompagnée, le plus souvent, d'un état de débilité: d'après cette considération, je ne fus pas moins reservé sur l'usage de la saignée qui ne fut pratiquée que rarement. Parmi ces filles qui semblent vouées par religion au service penible et dangereux des pauvres malades, la sœur A ****, âgée de 20 ans, d'un temperament sanguin, fut cependant saignée avec succès, quoiqu'une fièvre gastrique accompagna le catarrhe dont elle étoit affectée; la violence de la fièvre, le mal à la tête qu'avoit cette sœur, le peu d'abondance de ses menstrues qui venoient de la quitter, tous ces motifs réunis me portèrent à lui faire ouvrir la veine.

Les fomentations appliquées sur les parties douloureuses, les pédiluves synapisés quand la tête étoit embarrassée, les lavemens, furent des moyens simples qu'on n'oublia pas dans le traitement de cette maladie.

Lorsque le catarrhe se compliquoit avec, une diathèse vermineuse, des saburres des premières voies, les fluxions, les points de côté etc, le traitement employé alors, etoit subordonné à ces différentes complications. Mselle. Periat, d'Arles, femme **, d'une structure contrefaite, atteinte du catarrhe épidémique, rendit, par le secours de l'ipécacuanha, deux vers par le haut et un peloton d'autres petits vers par le bas. Sa fille âgée de 6 ans, ayant la même maladie qu'elle, vomit aussi deux vers. Un autrichien à l'hôpital, ayant fait usage pendant deux ou trois jours, de quelques pilules tempérantes faites avec le camphre, le nitre et l'antimoine sulfuré rouge, rendit sans effort, par la bouche, cinq à six vers qui se jouèrent pendant quelque temps, autour du cou de cet homme : des sœurs hospitalières et les infirmiers, furent témoins de ce spectacle hideux.

Au passage des espagnols dans notre pays, il en resta un, à l'hôpital, atteint du catarrhe et tourmenté par un point de côté qui lui rendoit la respiration très-pénible: Le traitement ordinaire employé pour combattre la maladie principale, et un look émétisé (1) répété deux fois dans trois jours, mirent en voie de guérison cet espagnol qui fut dans le cas de poursuivre sa route quinze jours après son entrée à l'hôpital.

Mde. Bigonet, née de Marin, d'une complexion délicate et d'un tempérament extrêmement nerveux, âgée d'environ 24 ans, eut, cet hiver, cette affection catarrhale compliquée d'une fluxion (2) à la joue

---

(1) Quelle funeste erreur ne commettroit pas en pareil cas un empirique, en basant son traitement sur le nom ou sur le symptôme le plus apparent de la maladie? Vander-Bosc avoit bien raison de dire: *veri medici est ad morbi adœquatam comparandam ideam, exphœnomenis omnibus ad causam ratiocinari, neque querere nomen tentum morbi, sed quid causam expediat.* his. c. ep. ver. page 8.

(2) J'adopte la définition du célèbre Barthes, qui comprend sous le nom de fluxion, tout mouvement qui porte

et d'une augine muqueuse ; elle souffroit beaucoup et ne pouvoit avaler sa salive qu'avec la plus grande difficulté : les fumigations dirigées dans les bronches, les cataplasmes appliqués sur la joue et sur la gorge, les lavemens, les bains de pieds synapisés (1) ; tous ces moyens successivement employés, furent presque les seuls instrumens dont je me servis pour guérir dans trois ou quatre jours, une maladie qui, par sa complication, présenta, en débutant, des symptômes susceptibles de me donner des vives inquiétudes sur le sort de ma malade.

La fièvre catarrhale nerveuse compliquée avec une fièvre d'hôpital ou des prisons, débutoit, en général, par des lassitudes, un mal à la tête plus ou moins sensible chez différens individus, des frissons suivis de bouffées de chaleur, des douleurs aux lombes et dans les membres, une toux incommode, un abattement extrême des forces ; quelques jours après l'apparition de ces symptômes, presque tous les malades avoient des nausées et même vomissoient quelquefois des matières pituiteuses dans lesquelles se trouvoient des vers.

Le pouls, dans les premiers jours de la mala-

---

le sang, ou une autre humeur, sur une organe particulier avec plus de force, en suivant un autre ordre que dans l'état naturel. (*prem. mémo. sur le trait. méth. des flux.*).

(1) Mr. Petiot, ayant calmé une toux opiniâtre par le moyen des bains de jambes légèrement chauds ; et Mr. Fouquet, en irritant le tissu cellulaire des jambes par des pédiluves sinapisés, ayant appelé sur les extrémités inférieures, l'humeur qui s'étoit jettée sur le poumon, j'employai avec succès, les moyens revulsifs dont s'étoient servis ces deux habiles professeurs, jugeant par analogie, le cas où se trouvoit Mde. Bigonet.

die, n'annonçoit rien de fâcheux, pour l'ordinaire ; quelquefois au contraire, il faisoit connoître le danger ; du 5 au 7, je l'ai trouvé par fois si irrégulier qu'il présentoit, dans la même heure, des changemens bien différens : en effet, dans ma visite à l'hôpital, les malades que je voyois les premiers, présentant un pouls plein et tendu, se trouvoient l'avoir demi-heure après, petit, serré et convulsif.

Lorsque les urines restoient continuellement dans un état de crudité, on devoit s'attendre à l'issue funeste de la maladie ; on pouvoit en juger plus favorablement lorsque les 11, 14, 17 et 21e. jours, qui étoient des jours décreteurs, les urines étoient troubles, grisâtres et déposoient un sédiment blanc et visqueux.

La rougeur de la face, un pouls tendu, un mal à la tête violent, annonçoient une hémorragie du nez qui étoit, dans le début de la maladie, d'un bon augure lorsquelle étoit assez abondante ; mais elle présageoit un grand danger, lorsqu'elle survenoit le 10 ou le 13, et qu'elle se faisoit goutte à goutte (1).

Le caractère nerveux ou malin de la maladie se présentoit, ordinairement, du 6 au 11. M^r^. Perrin, garde magasin logeant dans les cazernes, âgé de 40 ans, s'étant adonnés, dans tous les temps, à ses plaisirs avec excès, retiré du service

---

(1) Le savant professeur Baumes, fidèle observateur de la doctrine d'Hyppocrate, dit en parlant des hémorragies qui arrivent dans la fièvre des prisons, etc. « La perte de » quelques gouttes du sang par le nez, est un accident » symptomatique, d'après cet axiome hippocratique *nil* » *paucum criticum ;* mais les saignemens du nez un peu » marquans, sont presque toujours de la plus grande » utilité ». *Voyez* son année méd. page 193.

à cause de ses blessures, d'une complexion délicate, ayant sur la joue droite une cicatrice d'une couleur qui paroissoit violette, entra, le 20 janvier, un moment dans un appartement des cazernes où se trouvoient, sur la paille, un grand nombre de prisonniers de guerre : il est à observer que ces gens, pour la plûpart mal-propres, pour se garantir du froid, tenoient le lieu de leur habitation hermetiquement fermé ; tout-à-coup Mr. Perrin se sentit pénétré par une exhalaison méphitique qui lui porta à la tête, il sortit, de suite, de cet endroit infect en disant : *je suis pris* ; il passa le reste de la journée dans un état de mal aise, ayant mal à la tête: Appelé pour le voir, je le trouvais avec la fièvre, la langue me parut sale, les hypocondres étoient tendus, les déjections avoient une odeur extrêmement fœtide, une toux importune et une envie de vomir l'inquiétoient sans cesse; ses crachats épais ne sortoient qu'avec la plus grande difficulté. Pour remplir les indications qui se présentoient, je donnois, toutes les trois heures, un bol fait avec six grains de camphre, quatre de nitre, demi grain d'oxide d'antimoine sulfuré rouge et quantité suffisante d'un syrop connu pour former les bols: le 22, le malade étoit mieux; il prit 24 grains d'ipecacuanha en poudre, qui produisirent des évacuations abondantes de matières pituiteuses : le 23 et 24, il ne se passa rien de remarquable ; le lendemain, je trouvais que Mr. Perrin avoit une loquacité peu naturelle ; je m'apperçus même de quelques mouvemens convulsifs des muscles de la face ; je fis continuer l'usage des bols prescrits le 21, et je donnais encore, par cuillerées, toutes les deux heures, d'une décoction faite avec 30 grains d'ipecacuanha bouillis avec l'écorce d'un orange amère, dans 16 onces d'eau jusqu'à la réduction de la moitié, et, à la colature de cette décoction, on ajouta 60 gouttes de la liqueur anodyne d'Hoffmann. Le 26, tout paroissoit être en bon état : sur les cinq heures du soir, le malade étoit tranquille ; il répondit catégoriquement à mes questions ; il me montra sa langue qui étoit d'une couleur naturelle ; son pouls quoique souple, me parut un peu irrégulier ; sa loquacité avoit diminué ; tout annonçoit d'ailleurs, que cette maladie tendoit à sa fin ; il n'y avoit que le lieu de l'habitation de M^r. Perrin, qui pouvoit m'inspirer quelques craintes. Deux heures après cette visite, je fus rappelé à la hâte, aux cazernes ; quel fut mon étonnement de trouver mon malade dans le délire et dans une agitation terrible, ayant presque tous les muscles de la face convulsés ; il avoit le rire sardonique ; son pouls étoit petit, convulsif et s'échapoit sous les doigts, ses machoires se trouvoient fortement serrées l'une contre l'autre ; je lui fis ouvrir la bouche par force, pour inspecter sa langue qui fut trouvée noire et retirée vers l'œsophage : je conseillai une prompte application des vesicatoires et des sinapismes, sur plusieurs parties du corps du malade ; je prescrivis, de plus, une potion cordiale fortement camphrée ; ces médicamens ne produisirent aucun effet ; à dix heures du soir, M^r. Perrin mourut dans les convulsions, quoiqu'il n'eut pas cessé de toute la soirée d'être baigné par une sueur chaude : on ne voulut point me permettre de faire l'ouverture du cadavre.

A l'époque du développement du génie nerveux ou malin, les malades étoient dans un grand accablement ou dans le délire : la plûpart, dans cet état, vouloient sortir de leurs lits, se croyant en santé. Un autrichien, dans son délire, vient au lieu commun, quitte sa chemise, la jette par le trou des latrines et retourne nud, dans son lit, après avoir parcouru, tranquillement, la salle.

L'observation m'a convaincu, que, pendant le mois de janvier, le délire étoit turbulent, agité; tandis qu'à la fin du trimestre, il paroissoit tranquille et plus taciturne.

La langue qui, en débutant, se trouvoit plus ou moins humectée et couverte d'une couche de matière blanchâtre, devenoit brunâtre, sèche, tremblante, lorsque les accidens nerveux compliquoient la maladie, et prenoit, en peu de temps, comme les gencives et les lèvres, une couleur noire et livide; En pareilles circonstances, il survenoit, principalement aux fesses, des points gangreneux qui servoient quelquefois de solution à la maladie; entre autres exemples, je citerai le suivant.

La sœur d'une servante de l'hôpital, atteinte de la maladie contagieuse qui lui étoit survenue en fréquentant cette maison, présenta, au 11e. jour, à la fesse droite, un point gangreneux qui s'étendit considérablement et jugea en bien sa maladie; la gangrene se borna et les parties sphacelées se détachèrent d'elles-mêmes; l'escarre tombée, il s'établit un ulcère qui a resté en suppuration jusqu'à la fin d'avril, en occasionnant des souffrances cruelles à cette pauvre fille; avant l'apparition de la gangrene, la malade avoit une réunion de symptômes qui faisoit craindre pour ses jours.

Le délire, les soubressauts des tendons, le rire sardonique, les déjections involontaires, étoient, en général, dans cette maladie, des symptômes dangereux et quelquefois mortels, à moins que la surdité précédée des parotides, ne parut avec eux vers le 14e. ou 17e. jour: les prisonniers de guerre nous ont offert une infinité de pareils exemples.

L'habitation des endroits mal sains, le mauvais régime, les chagrins, l'abus des purgatifs, et enfin tout ce qui pouvoit donner lieu à la débilité, furent les principales causes de cette affection morbide regnante qui sévit plus particulièrement sur les prisonniers de guerre : en effet, ces individus, vivant sur une terre étrangère, la plûpart harassés par les fatigues de la guerre, en proie aux revers, aux privations en tout genre et aux affections d'ame les plus tristes, renfermés, en outre, dans des cazernes rendues inhabitables par le grand nombre de personnes qu'elles renfermoient ; toutes ces causes énervantes réunies à la constitution australe de cet hiver, ne pouvoient que développer, de préférence chez ces gens-là, cette maladie d'une nature extrêmement grave, qui nous vint d'abord des cazernes et s'établit bientôt dans notre hospice : pouvoit-il arriver autrement dans des salles où se trouvoient trois rangs de lits, une grande quantité de malades couchés de deux à deux et des plaies de vésicatoires en assez grand nombre, d'où sortoient sans cesse des effluves septiques ?

Le génie contagieux de cette maladie regnante qui fut stationnaire dans notre hospice pendant tout le trimestre, ne peut point être revoquée en doute : Mr. Perrin logeant dans les cazernes : le plus grand nombre des prisonniers de guerre malades ; presque tous les individus de deux sexes qui étoient venus à l'hôpital pour une légère indisposition, ou pour des maladies chroniques, chirurgicales ou pour se soustraire à la misère qui les accabloit ; presque tous les infirmiers ; un grand nombre de pérsonnes qui habitoient, ou qui fréquentoient l'hôpital ; tous ces sujets frappés, à peu près, de la même maladie, prouvent bien ce que j'avance : quelques cas particuliers viendront encore à l'appui de mon assertion.

La nommée Morelle, ayant sur sa figure des marques d'un erysipèle phlegmoneux qu'elle venoit d'essuyer, éprouva les funestes effets de la maladie de l'hôpital; elle resta 7 à 8 jours entre la vie et la mort; elle ne dut son salut qu'aux évacuans toniques, à la poudre temperante, faite avec le camphre et le nitre, dont elle faisoit un usage journalier, et aux différens vésicatoires appliqués à temps et sur différentes parties du corps: la convalescence de cette personne fut longue et pénible.

Lambert, tailleur d'habit, fortement affoibli par une maladie chirurgicale qu'il avoit depuis longtemps, fut, pendant plusieurs jours, à toute extrêmité de la même maladie, sans cependant en mourir.

L'infirmière de la salle des femmes, sa sœur et leur père, se communiquèrent l'affection morbide regnante: le père seul, avancé en âge et miné par des chagrins y succomba.

Le nommé Girard, dangereusement malade, communiqua sa maladie à sa femme, qui en mourut dans trois jours: l'ouverture de son cadavre ne nous instruisit point de la cause de sa mort.

La femme du nommé Fontaine, venant journellement auprès de son mari qui étoit moribond à l'hôpital, prit sa maladie; cette femme, âgée de 40 ans, boîteuse, étoit sujette à une suffocation striduleuse qui renoissoit à la moindre fatigue qu'elle faisoit et sur-tout lorsqu'elle montoit des escaliers: les préparations scillitiques données dans des tisannes aperitives et quelques grains d'ipécacuanha, la guérissoient ordinairement: dans ces circonstances, à cause de la complication de son affection habituelle avec la maladie regnante, il fallut avoir recours, aux vésicatoires, au suc des cloportes, à l'iris de Florence en poudre, à l'oxide d'antimoine sulfuré rouge; tous ces médicamens furent inutiles: la malade mourut, laissant son mari hors de tout danger: comme le siége de la maladie paroissoit être dans la poitrine, je ne fis ouvrir que cette cavité : on eut beaucoup de peine à rompre avec l'escapel, les adhérences qui étoient formées entre, les poumons, la plèvre et le sternum ; nous rencontrâmes un ulcère au lobe du poumon gauche et un épanchement considérable de matières purulentes ; le cœur étoit d'un volume plus gros qu'il n'est ordinairement.

Il est à observer, que quoique l'affection morbide regnante fut contagieuse dans notre hospice, nous eumes, cependant, quelques personnes affligées de maladies chroniques qui n'en souffrirent aucune atteinte.

Une fille âgée de 17 ans, ayant gardé longtemps des fièvres d'accès, sujettes, depuis deux mois que ses règles l'avoient quittée, à une palpitation de cœur pour laquelle elle faisoit usage de quelques remèdes, d'une manière assez interrompue, ne fut pas moins exempte de la maladie contagieuse, quoiqu'elle resta, constamment tout le trimestre à l'hospice, en servant, dans l'occasion, les malades de sa salle.

Une autre femme nommée Jouve, âgée de 63 ans, d'un temperament pituiteux, placée au n°. 6 de la salle des femmes, le 1er. janvier 1806, étoit sans cesse assise sur son lit, ne pouvant prendre la position horizontale sans être ménacée de suffocation : cette femme étoit d'ailleurs habituellement oppressée ; ses urines, quoique rares, n'étoient pas moins naturelles ; son pouls se trouvoit mou et souvent irrégulier ; la toux qu'elle avoit par fois, redoubloit le matin ordinairement ; ses crachats se trouvoient visqueux et épais ; Jouve malgré ses incommodités, ne cessoit pas d'avoir une humeur joviale ; sur la fin de février, elle devint tout-à-coup enflée ; sa face fut pâle et boufie ; son pouls que je ne pouvois explorer qu'avec peine à cause de l'œdeme qu'elle avoit à ses bras, me parut profond, petit et inégal; dès ce moment la malade put se coucher horizontalement sans voir augmenter sa suffocation : le traitement employé pour combattre cette affection morbide sembloit produire des bons effets, aussi Jouve étoit-elle dans la plus grande sécurité sur son sort: le 13 mars, la malade en mangeant sa soupe avec appétit, mourut subitement; elle passa, ainsi, de la vie à la mort, sans s'en appercevoir. Ayant procédé à l'ouverture de son cadavre, nous trouvâmes d'abord le tissu cellulaire extérieur engorgé d'une humeur lymphatique; la poitrine nous offrit le poumon droit œdémateux et le gauche tout décharné ; il y avoit, de plus, dans cette cavité, un épanchement considérable d'eau ; le pericarde renfermoit une quantité de serosité plus grande que dans l'état naturel ; les viscères abdominaux étoient sains : Jouve ne ressentit pas plus que la jeune fille dont j'ai déjà parlé, l'influence de la maladie contagieuse.

Le type de la fièvre catarrhale nerveuse étoit continant ; on devoit attribuer à la révolution diurne, les bouffées de chaleur et les redoublemens qui survenoient, d'une manière irrégulière, dans différens momens de la journée: d'ailleurs, le peu de succès qu'on retiroit de l'emploi libéral du quinquina (1) nous éclairoit encore sur ce point.

---

(1) Les bons ou mauvais effets des remèdes instruisent presque toujours, lorsqu'il faut en cesser ou en continuer l'usage; d'après ces vues, nous avons rejetté le quinquina dans ces circonstances et dans tous les temps, (*) quand il ne nous a pas parut produire l'effet que nous en attendions.

(*) Voyez là-dessus, mon mémoire sur le traitement des principales maladies que j'ai eu à traiter, dans l'hôpital de Tarascon, pendant le premier trimestre de l'an

La solution de cette maladie s'est opérée par différentes voies : les hémorragies, les sueurs, la surdité, l'apparition des parotides, les dépôts gangreneux, les crachats et quelquefois les selles, ont, presque toujours, jugés en bien, la fièvre qui regnoit dans notre hôpital, lorsque ces crises se faisoient, le 11e., 17e., 21e. et même le 40e. jour, ensemble ou séparement.

L'inspection la plus scrupuleuse des cadavres que j'ai fait ouvrir (1), n'a pu nous montrer que très-rarement la cause de la mort des individus qui ont succombé à la maladie regnante, parce que cette cause matérielle, portoit, le plus souvent, sur le système nerveux, son impression, dont les effets ne pouvoient être apperçus par les dissections anatomiques : les lésions que nous rencontrions dans les viscères, nous ont parut provenir, en général, de l'expension qui se fait ordinairement dans tous les corps, au moment où le principe vital cesse de les animer, ou de la putréfaction qui se développe après la mort.

L'appareil des symptômes nerveux qui se présentoit, assez journellement, dans ma pratique, me donnoit des vives inquiétudes sur le sort des personnes qui étoient confiées à mes soins : heureusement les malades que j'ai perdu, dans le trimestre, soit en ville, soit à l'hôpital, n'ont pas été

---

dix, inséré, en l'an XII, dans le journal de médecine de Paris, redigé par MM^{rs}. Corvisart, premier médecin de S. M. l'Empereur et Roi, Le Roux, médecin ordinaire de S. M. le Roi de Hollande et Boyer, premier chirurgien de S. M. l'Empereur et Roi ; tous trois professeurs de l'école de médecine de Paris.

(1) M^{r}. Raget, chirurgien en chef, par trimestre, de notre hospice, a eu la complaisance, pour seconder mes vues, de faire l'ouverture de presque toutes les personnes mortes cet hiver dans cet hospice.

nombreux : sur cinq à six cents prisonniers de guerre, autrichiens, allemands, hongrois, esclavons, bohémiens, croates, etc. que j'ai traité, cet hiver, dans l'hospice, de la maladie regnante, il en est mort douze : parmi lesquels se trouvent compris, un allemand qui mourut peu de temps après avoir été reçu dans nos salles ; un jeune autrichien qui succomba à la phthisie pulmonaire, parvenue à son troisième degré ; et un croate qui mourut de la maladie pédiculaire : ce croate avoit un langage inconnu à mon interprête ; il paroissoit avoir un tempérament très-irritable ; l'habitude extérieure de son corps étoit maigre et d'une couleur jaunâtre ; ce malheureux gémissoit sans cesse et, par fois, il avoit le hoquet ; il prenoit avec avidité, les alimens et les boissons qu'on lui donnoit ; des poux gros et blancs, couvroient son frond et remplissoient une infinité de petites empoules disséminées sur le corps de ce prisonnier qui mourut après avoir langui une quinzaine de jours dans un état déplorable : j'en fis faire l'ouverture et je trouvai, dans la poitrine, ses poumons parcemés de petites tubercules en suppuration, et dans le bas-ventre, le foie dur et la vessicule du fiel flétrie ; tous ses autres viscères étoient en bon état. Le jeune autrichien, pendant huit jours qu'il resta à l'hôpital, eut une expectoration purulente, journalière, accompagnée d'une diarrhée colliquative qui l'emmena ; ayant fait faire l'ouverture du cadavre, je trouvai l'habitude extérieure du corps, d'une maigreur et d'une sécheresse extrême ; l'intérieur de la poitrine, siége principal de la maladie, présenta les poumons en état de suppuration ; il y avoit, en outre, dans cette cavité, un épanchement considérable de matières purulentes ; dans le bas-ventre les intestins parurent abreuvés d'une humeur ichoreuse.

Méthode

Méthode curative de l'affection catarrhale nerveuse compliquée avec une fièvre d'hôpital.

TOUS les sujets que nous recevions atteints de cette maladie, dont la débilité étoit un symptôme prédominant, se mettoient, pendant un ou deux jours, à l'usage d'une tisane faite avec la chicorée, le nitre et le suc de citron ; je leur faisois prendre ensuite un émétique, qui, par les secousses qu'il procuroit, enrageoit souvent la marche de la maladie et quelquefois aussi la faisoit avorter ; je répétois par fois les vomitifs, plutôt que d'avoir recours aux purgations, parce que je m'étois apperçu que ces derniers médicamens nuisoient à nos malades en les énervant ; cependant, je me servis des évacuans par le bas ; mais dans les cas seulement où les selles provoquées par les efforts de la nature, ou par le moyen des lavemens, procuroient du soulagement ; et alors j'avois soin de ne faire usage que des purgatifs toniques faits avec le quinquina, le tartrite acidule de potasse et le séné.

La complication des vers que nous rencontrions assez fréquemment, exigeoit l'emploi des potions huileuses camphrées, qui sont regardées, à juste titre, comme des anthelmentiques puissans.

Les fortes gelées qui se firent sentir, pendant quelques jours, cet hiver, donnèrent naissance à des symptômes inflammatoires qui demandèrent l'émission du sang ; ces cas ont été rares ; les mouvemens nerveux et l'état de foiblesse qui accompagnoient presque toujours la maladie regnante, me portèrent à ne conseiller la saignée qu'avec la plus grande reserve ; sans ces considérations j'aurois fait saigner plusieurs fois un autrichien qui n'eut cependant besoin que d'une seule saignée, quoique, pendant le cours de sa maladie, je lui trouvais un pouls dur et plein, et une phisionomie extrêmement rouge : je fis faire cette remarque aux personnes qui me suivoient dans mes visites.

Les fomentations, les lavemens, les pédiluves, simples ou synapisés, étoient employés journellement, comme des moyens revulsifs qui débarrassoient le cerveau frappé, le plus souvent, de spasme, dans la maladie regnante.

Du 7 au 11, l'état du plus grand nombre des malades, me portoit à faire appliquer des vésicatoires, principalement à la nuque ; les effets de ces emplâtres étoient, de porter à la peau, de rompre le spasme fixé sur le cerveau, et de distribuer d'une manière plus uniforme, les forces abattues : dans ces circonstances, les toniques, le bon vin vieux, surtout, distribué par cuillerées, étoient salutaires ; mais lorsqu'à cette époque, le hoquet, la noirceur, de la langue, des dents et des lèvres, venoient se mêler au délire et aux mouvemens convulsifs, j'employois, avec succès, toutes les trois heures, six grains de camphre, autant de nitre, incorporés dans quelques grains de thériaque. Dans le mois de mars, les accidens nerveux ou malins devenant plus graves, le délire plus permanent quoique moins furieux, et la constitution molle de ce mois favorisant la cepticité des humeurs, le camphre, sous ces différens points de vüe, fut donné à haute dose (1) ; l'emploi libéral de ce suc concret, lorsqu'il n'étoit pas continué long-temps, ne nous a point paru produire des mauvais effets : deux hongrois, prisonniers de guerre, malades à l'hôpital, avoient, chacun auprès de leurs lits qui se trouvoient à côté l'un de l'autre, un petit pot renfermant une potion fortement camphrée ; on s'apperçut que l'un des deux, prenoit machinalement de sa potion et avoit encore recours à celle de son voisin qui ne touchoit jamais à la sienne : il est à observer que celui qui ne voulut point prendre du camphre périt ; tandis que l'autre s'en tira, après avoir usé, dans deux ou trois jours, environ une once de ce suc concret.

Je ne me servis du quinquina que comme tonique et non comme fébrifuge.

Les convalescens restèrent long-temps à se rétablir ; l'état de foiblesse dans lequel se trouvoient la plupart d'eux, occasionnoit très-souvent, un petit mouvement fébrile et un bourdonnement dans les oreilles qui ne se dissipoient que peu à peu et lorsque les forces reprenoient leur vigueur.

Nous eumes encore à traiter, en ville comme dans l'hospice, des accès de fièvres rebelles, des types, tierce et quarte ; les incisifs, les évacuans toniques, les amers et le quinquina, en triomphèrent presque toujours.

Il parut de plus, cet hiver, dans notre pays, contre l'ordinaire, quelques variétés de fièvres pernicieuses intermittentes.

Le nommé Tissot, âgé de 67 ans, d'une com-

(1) Voyez mon essai, sur l'usage clinique du camphre, imprimé à Montpellier, en l'an XII, chez G. Isard et A. Ricard.

plexion assez robuste, sujet à l'asthme, doué d'un certain embonpoint qui le rendoit gros et pesant, étant monté sur une échelle qui chancela sous ses pieds, éprouva un grand effroi en se voyant sur le point de tomber à la renverse : deux ou trois heures après cet accident, Tissot se trouvant extrêmement agité et respirant plus difficilement qu'à l'ordinaire, fit appeler mon frère, chirurgien. Celui-ci pratiqua une saignée qui produisit, en peu de temps, un heureux effet : le surlendemain une suffocation pénible éveilla notre malade qui se trouva bientôt dans le délire ; je suis appelé et je vois Tissot, se debattant, sans cesse, pour sortir de son lit ; sa phisionomie étoit décomposée ; son pouls s'effaçoit à la moindre impression des doigts ; il sembloit que cet homme n'avoit pas pour deux heures de vie : je conseille l'application d'un grand emplâtre vésicatoire entre les deux épaules et je prescrivis une potion cordiale, pour être distribuée par cuillerées : inquiet sur le sort de mon malade, je vins le revoir deux heures après ma première visite ; mais je fus fort étonné de le trouver tranquille, dictant à Mr. Fabry son notaire ses dernières volontés d'une manière très-distincte et venant de remplir avec ferveur, le devoir d'un bon chrétien. Tous les assistans attribuèrent le bien être de Tissot, à l'application du vésicatoire : je ne partagea pas leur erreur ; ayant mûrement reflechi sur ce qui s'étoit passé, me rappelant de la constitution atmosphérique que nous avions eu cet automne, et sur ce que j'avois vu, je déterminai, au grand étonnement des personnes qui m'entouroient, que Tissot venoit d'essuyer un accès de fièvre pernicieux, désigné par le célèbre docteur Galéazzi, sous le nom de fièvre pernicieuse intermittente asthmatique : je donnai le quinquina à haute dose, et le malade fut entièrement guéri dans la huitaine.

Les premiers jours de février, je fus rappelé chez Tissot, pour voir la nommée Marthe Gouvernette qui logeoit chez lui : cette femme, âgée de 60 ans, d'une complexion délicate, sortant de chez Mr. Mouret où elle faisoit les fonctions de garde malade, eut une défaillance qui la fit cheoir sur le plancher; ayant entraîné dans sa chûte la chaufferette qu'elle tenoit entre ses jambes, elle se brûla sans revenir de sa léthargie : par hazard quelqu'un monta chez elle et la trouva étendue sur le carreau sans connoissance : on appela du secours, je fus des premiers à la voir : nous la rappelâmes à la vie; je mis ensuite Gouvernette à la diete, et je me borna à faire une médecine expectante, ne connoissant point encore la cause de cette indisposition: le lendemain matin, la malade s'éveille ayant des petits frissons, et parlant sans liaison et sans suite; bientôt elle éprouve des nouvelles défaillances qui renaissoient au moindre mouvement. Eclairé alors sur la nature de la maladie, et voyant que j'avois à combattre une fièvre pernicieuse intermittente syncopale, je fis administrer le quinquina à haute dose, et Gouvernette recouvra la santé dans deux ou trois jours : elle garda cependant tout le mois, la plaie faite par le feu de la chaufferette.

Lamberte, femme d'amour, d'une complexion assez robuste, extrêmement laborieuse, ressentit, le 15 février, un grand mal à la tête simulant la migraine, accompagné, de temps en temps, de frissons et de défaillances; elle resta, dans cet état, toute la journee; la nuit fut assez tranquille; le 16, Lamberte se sentant mieux, quoique bien fatiguée, se leva pour vaquer à ses occupations journalières ; mais, vers une heure après midi, un frisson violent la saisit, et la même douleur, qu'elle avoit eu la veille à la tête, se renouvella avec une si grande violence qu'elle occasionna des évanouissemens assez rapprochés pour nous alarmer ; je fais rechauffer la malade ; on la frictionne ; on lui fait flairer du vinaigre ; on lui donne quelques cuillerées d'une potion cordiale ; enfin, sur le soir, se trouvant en état de prendre du quinquina je lui en donna une once, divisée en plusieurs prisses, pour empêcher qu'un autre accès, de cette fièvre pernicieuse intermittente cephalgiques, vint l'enlever: le quinquina amenda la douleur, cependant la tête fut encore douloureuse pendant quelques jours, mais d'une manière très-supportable : les incisifs, les doux diaphorétiques et quelques grains d'ipécacuanha en poudre, retablirent tout-à-fait la femme d'amour.

A la mi-mars, on nous amena, à l'hôpital, un soldat hannovrien qui se trouvoit, dans le délire, avec une prostration extrême de force, et ayant un frisson violent continuel; pendant trois jours consécutifs, ce malheureux fut dans une grande anxiété, ayant, la voix entrecoupée, la langue âpre et noire, les yeux à demi-ouverts, et le pouls constamment, petit, concentré, intermittent ; enfin, la phisionomie de cet homme se décomposa, devint cadavereuse, et le malade mourut le quatrième jour de sa maladie qui nous parut être, d'après ses symptômes, cette fièvre pernicieuse intermittente algide, décrite par, Rivière, Pinel, Lanoix et Alibert: les stimulans, internes et externes, mis en usage pour combattre cette maladie ne produirent aucun effet : dans des momens opportuns, je donnois plusieurs doses de quinquina qui furent aussitôt rejetées que prises.

Quant aux autres fièvres, elles étoient catarrhales, et se trouvoient, presque toujours, compliquée avec la gastricité : elles attaquoient, indifféremment, toutes sortes de personnes ; cependant, les tempéramens pituiteux, et ceux qui étoient les plus exposés, aux intemperies de l'air et aux erreurs du régime ; en ont été frappés plus particulièrement : les douleurs, rhumatismales, goutteuses ; les érysipeles ; les ophtalmies ; les scarlatines ; quelques hydro - thorax ; les attaques d'apoplexies ; toutes ces affections, participant plus ou moins, d'un état fluxionnaire à cause des altérations promptes survenues, assez souvent, dans l'atmosphère, pendant ce trimestre, cederent presque toutes, à peu près, au même traitement, modifié selon, l'âge, le tempérament, des malades etc : ce traitement consistoit dans l'usage, méthodique et successif, des délayans ; des incisifs ; des doux diaphorétiques ; des évacuans, principalement, par le haut ; des vésicatoires et des bains domestiques : j'employai aussi, assez journellement, des potions kermetisées, et une poudre tempérante faite, avec, le camphre et le nitre.

Ici finissent mes observations, sur la constitution médicale des trois premiers mois de l'an 1806, et sur les maladies qui ont regné, dans notre pays, pendant ce trimestre : je vais rapporter maintenant plusieurs observations sur les maladies qui, pour la plùpart, ont dù leur principale cause aux constitutions atmospheriques des saisons antérieures.

PREMIÈRE OBSERVATION.

La nommée Roberte, veuve de Mr. Thiers, septuagenaire, sujette à l'asthme, d'un temperament extrêmement nerveux, éprouva, le 4 avril, à 7 heures du soir, une suffocation penible, accompagnée d'une douleur violente, au creux de l'estomac, qui la serroit fortement; dans cet état de souffrance, cette femme ne pouvoit prendre la position horisontale sans être menacée de perdre la respiration; elle étoit, en outre, assez journellement dans une grande anxiété; elle rendoit, par le haut, avec soulagement, beaucoup de vents; son pouls étoit, petit et convulsif; les antispasmodiques doux, tels que les eaux de fleurs, d'orange et de tilleul; les frictions sèches faites sur l'habitude extérieure du corps; et celles que je fis pratiquer, sur la région de l'estomac, avec la teinture anti-spasmodique du docteur Chrétien (1); soulagèrent la malade qui se trouva assez bien jusqu'au 8, quoiqu'elle resta constamment assise sur son lit, et qu'elle vit redoubler ses incommodités presque tous les soirs: le 8, à 5 heures après midi, la suffocation et la douleur au creux

(1) Voyez l'ouvrage, de ce praticien distingué de Montpellier, sur la méthode jatroliptice, dont l'analyse se trouve dans le premier volume de l'histoire de la société de médecine pratique de Montpellier, à la page 231.

de l'estomac, devinrent si violentes que je crus voir la malade expirer sous mes yeux : le lendemain le calme renaissant, je ne pus plus douter de l'intermittence de la maladie; je prescrivis donc le quinquina; la malade le prit, mais d'une manière si incomplette que ses heureux effets ne furent que passagers; je voulus en faire prendre de nouveau, Roberte s'y refusa trouvant cette substance, trop amère et trop chère; je tachais d'y suppléer par l'emploi de l'opium gommeux; j'en avois donné, jusqu'à trois grains, inutilement, lorsque, me rappelant cette observation inserée dans les annales de la société de médecine pratique de Montpellier, du docteur Méjan, sur une religieuse, etc., j'en prescrivis six grains, pour être pris dans une seule fois, qui produisirent un bien merveilleux : après douze jours de gène et de souffrance, la malade prit enfin la position horisontale, sans être suffoquée, et sans ressentir la douleur au creux de l'estomac; elle dormit tranquillement, toute la nuit; en s'éveillant, elle me bénit mille et mille fois de lui avoir donné un médicament qui avoit terminé ses souffrances : depuis cette époque, j'observais que Roberte n'étoit exempte, de sa suffocation et de sa douleur ordinaire, que lorsqu'elle prenoit, à la fois, la même dose d'opium gommeux que je lui avois prescris le 16 : enfin, des symptômes de gastricité s'étant manifestés et ayant nécessité l'emploi d'un purgatif, je donnais la préférence aux pilules de Bacher qui sont purgatives, toniques et diurétiques, étant faites principalement avec l'extrait d'ellébore (1) : cette femme forcée d'aller à l'hô-

(1) Les anciens employoient l'ellébore plus souvent que nous : je m'en suis servis, avec succès, dans plusieurs oc-

pital, j'ignore quel fut le traitement qu'employa mon collegue de service, à cet hospice, pendant le trimestre du printemps; mais j'ai oui dire, qu'à la mi-mai, elle présenta tous les symptômes d'un hydro-thorax qui l'enleva dans une vingtaine de jours: la constitution de la malade, et son affection habituelle, faisoient pressentir, depuis longtemps, que Roberte succomberoit à une hydropisie de poitrine.

---

casions, nammément pour I.*** Maniaque que nous avions à l'hôpital: cette fille fit usage de cette substance en commençant par dix grains; elle parvint, par degré, à en prendre un gros et demi à la fois (ce qui est une dose extraordinaire): j'ai remarqué que ce médicament, en produisant par le haut et par le bas, de matières tenaces et poisseuses, a toujours été avantageux à la malade.

SECONDE OBSERVATION.

Mr. P**., âgé de 36 ans, d'un tempérament bilioso-sanguin, doué d'un certain embonpoint, n'ayant jamais éprouvé de maladie consequente, d'une complexion assez robuste, avoit, depuis quelque temps, sous le menton, un engorgement de deux petites glandes qui devinrent fort dures: le 27 mai, ce jeune homme eut, après soupé, une indigestion: s'étant levé pendant la nuit, quel fut son étonnement de ne pouvoir uriner; inquiet sur son état, il se promene, dans sa chambre, en chemise, l'espace de trois heures; ayant froid et accablé de sommeil, il se recouche, et s'endort: à la pointe du jour, il se leve encore pour uriner, ses jambes fléchissent, il se trouve à genoux sans pouvoir se relever; il appelle du secours, on le met au lit; dans peu de temps ses urines coulent, involontairement, sans donner aucune sensation au malade qui parut avoir, la vessie, les intestins, le tronc et les extrêmités inférieures, frappés de paralysie: ne pouvant attribuer la cause de cette maladie extraordinaire qu'à la transpiration repercutée sur des intestins sans actions, se trouvant engoués d'une matière extrêmement tenace, je fus porté à croire qu'une colique rhumatismale avoit occasionné, dans ces circonstances, les mêmes désordres que produit ordinairement la colique des peintres: je basai la dessus les moyens curatifs que je fis mettre en usage: Mr. Mercurin de St. Remy, médecin dont l'esprit et le savoir sont connus, appelé en consultation, partagea mon opinion sur la nature, la cause, et la gravité de la maladie : nous n'eumes qu'un pronostic : nous employames, néanmoins, de concert, différents moyens, soit internes, soit externes, qui ne produisirent point les effets que nous en attendions : bientôt il s'établit, sur le grand trochanter gauche, et sur l'extrêmité de la colonne épiniaire, des plaies auxquelles se mit, dans peu de temps, la gangrene qui, consuma presque toutes les parties charnues, caria les os, et rendit la fréquentation du malade extrêmement désagréable et périlleuse, à cause de l'odeur infecte qu'il rependoit : dans cet état déplorable, M^r^. P**. conservant encore le seul bien qui reste aux malheureux, l'espoir, voulut consulter un des oracles de Montpellier ; une personne, recommandable par son mérite et ses vertus sociales, amie du malade, s'offrit de faire tenir à M^r^. Fouquet le mémoire à consulter que je fis à cesujet : la consultation qui me fut adressée en réponse fait trop bien connoître le talent du praticien consommé pour que je ne la transcrive point, ici, en partie. « J'estime, que les accidens » facheux et les désordres surprenans survenus » dans l'économie animale du malade viennent, » de l'existance d'un vice inhérent à sa constitu- » tion, dont le développement excité par l'indi- » gestion a été la véritable source de ces pheno- » mènes, extraordinaires, concurremment avec » l'effet d'un arrêt de la transpiration insensible » sous l'influence d'une constitution catarrhale, » lequel a porté vivement sur le canal intestinal ; » les assertions positives du malade écartant d'ail- » leurs l'idée de tout autre cause étrangère, ou » acquise ; qu'il n'est pas vraisemblable que ce » vice constitutionnel derive en partie du tempe-

» rament bilioso-sanguin, et de l'embonpoint ex-
» cessif du malade, embonpoint qu'on sait être
» fondé sur une espèce de plethore adipeuse très-
» susceptible de dégénération, chez les bilieux ;
» d'autant plus que, suivant des auteurs respec-
» tables, la bile a la plus grande affinité avec la
» graisse; qu'enfin ne pouvant y avoir deux opinions
» sur le pronostic de cette cruelle maladie, et le
» traitement qu'on lui a opposé, jusqu'ici, avec
» autant de discernement que de sagesse, ne
» laissant rien à désirer, je dois me borner à
» proposer quelques articles additionnels, avec
» l'espérance que sous la direction éclairée de Mr.
» le médecin ordinaire du malade, ils pourront
» n'être pas tenté sans succès, etc. etc. ». Je fis mettre de suite en usage les moyens proposés par le respectable Mr. Fouquet; malheureusement ils ne produisirent aucun effet: le malade, après être parvenu, peu à peu, au dernier degré du marasme, mourut, sans agonie, le 29 septembre au soir.

TROISIÈME OBSERVATION.

Dans la journée du 21 du mois d'août dernier, Mr. Berard de St. Remy, curé de la maison de charité de Tarascon, eut des absences d'esprit qui ne parurent point tirer à conséquence dans un homme âgé de plus de soixante et quinze ans: paroissant bien, le lendemain, on fut rassuré sur son état: le 23, la porte de sa chambre se trouvant ouverte de grand matin, contre l'ordinaire, l'on entre, et l'on ne voit point Mr. le curé; on entend des accens plaintifs; on cherche d'où partent ces gémissemens; on se porte à la fenêtre, quelle surprise! cet homme respectable étoit étendu, en chemise, dans le jardin, sur des pierres de taille rangées, sur un plan incliné, en forme d'escalier: on accourt, et grandement étonné de ne pas le trouver mort, on le transporte dans son lit; appelé pour le voir, je l'examinois: il n'avoit, ni luxation, ni fractures, ni meurtrissures, (ce qui me parut bien extraordinaire), il étoit dans un état de stupeur, ne se plaignant de rien, et n'ayant aucun souvenir de ce qui venoit de lui arriver: pour éviter les funestes effets qui pouvoient resulter de la violente commotion qu'avoit éprouvé Mr. Berard en se jettant, par la fenêtre d'un premier étage fort haut, pendant la nuit, suivant le rapport qu'on m'en avoit fait, je le fis saigner; ensuite, sur les renseignemens ultérieurs qu'on me donna sur sa maladie, je jugeois qu'il étoit alors dans l'intermittence d'une fièvre pernicieuse délirante : d'après ces vues, il sembloit que le quinquina auroit dû être employé sur le champ ; je crus mieux faire en me servant auparavant, des potions huileuses, camphrées et kermétisées, pour favoriser les excrétions du malade qui avoit le bas-ventre météorisé, et qui, depuis sa chute, n'avoit point été à la selle, ni n'avoit point uriné. le 24, Mr. le curé, sur le nom que j'avois donné à sa maladie, redoutant le lendemain, mit ordre à ses affaires spirituelles et temporelles : dans la nuit, après quelques petits frissons, la fièvre et le délire s'emparent, de nouveau, du malade, d'une manière à forcer les assistans à l'attacher dans son lit : arrivé auprès de lui, je sçus qu'il n'avoit pas été encore à la selle ; je lui trouvai le bas-ventre toujours météorisé ; sa phisionomie étoit décomposée au point que je crus Mr. Berard sur le point d'expirer : dans ce cas extrêmement épineux, après avoir murement refléchi sur ce que j'avois à faire, entraîné par cet axiome d'Hippocrate *ad extremos morbos exactè extremæ curationes optimæ sunt* : je fis donner au malade, toutes les demi-heures, une cuillerée tirée d'un demi-pot de tisane dans laquelle, se trouvoient en dissolution, quatre onces de manne, et la dose du tartrite antimonié de potasse ; je prescrivis, de plus, l'application de plusieurs emplatres vésicatoires : Mr. le curé vuida abondamment dans la journée ; sa tête devint libre ; et l'accès étant terminé, je fis prendre au malade, deux onces de bon quinquina en poudre, dans l'espace de trente-six heures : de ce jour, data sa convalescence ; il ne lui resta, de sa chûte, qu'une ecchimose qui ne parut, sur la clavicule gauche, qu'au troisième jour de sa maladie : Mr. Berard jouit, depuis lors, de la santé.

QUATRIÈME OBSERVATION.

MADEMOISELLE Perriat d'Arles, femme **, la même qui fait le sujet de l'observation qui se trouve à la page 5, présenta, dans la journée du 29 août, une foule de symptômes capables d'alarmer le praticien le plus consommé : frisson, délire phrénétique, envie de se déchirer, menace de mordre les assistans, mouvemens convulsifs, contorsions involontaires et fréquentes des extrêmités supérieures, vomissemens du sang, perte momentanée de la vue, prostration des forces, phisionomie décomposée, mort apparente : dans cette scène horrible et affligeante, prenant l'analyse pour guide (1), je me frayais une route à travers des chemins tortueux ; et je parvins à me mettre en voie de caractériser une maladie qui paroissoit si insidieuse : reconnoissant alors, que les symptômes les plus conséquents étoient survenus soudainement, et qu'ils avoient presque disparu dans l'espace de douze heures, en diminuant par degrés ; ayant trouvé que les urines (2) de la malade étoient colorées, et qu'elles

(1) J'ai ouï dire au profond Dumas : « La connoissance » des maladies nous vient, de l'observation, de l'analyse » et de l'induction ou de l'analogie ; souvent il faut la » réunion de ces trois moyens et quelquefois un seul » suffit pour nous éclairer ».

(2) Le professeur Victor Broussonnet, héritier des talens de feu Mr. son père qui est si avantageusement connu dans les fastes de la médecine, dit, dans son tableau élémentaire de la séméiotique page 124, en parlant des urines. « On s'est bien convaincu que les signes fournis par

déposoient

déposoient un sédiment briqueté ; prenant en considération les constitutions atmosphériques des saisons antérieures ; et sachant, en outre, qu'il regnoit dans le pays des fièvres pernicieuses intermittentes ; je crus pouvoir désigner la maladie de Mlle. Perriat, sous le nom de fièvre pernicieuse intermittente dont la variété, à ce que je crois, n'a pas encore été bien constatée ; je m'empressai de donner le quinquina à haute dose (1) et le succès confirma mon opinion.

» cette excrétion étoient trop souvent trompeurs, lors-
» qu'ils sont isolés ; mais qu'ils pouvoient beaucoup éclai-
» rer, s'ils sont soutenus et confirmés par d'autres signes
» concomittans, etc. ».

(1) Le docteur J. Laudun, qui exerce, avec distinction, la médecine à Arles, dans son précis, sur le traitement des fièvres dans les pays exposés aux exhalaisons des eaux stagnantes, rapporte à la page 22 ce qui suit : « Dehaen,
» Grant, Stoll, Lucadon, Caléazzi et Baumes, sur l'au-
» torité d'une infinité de praticiens célèbres, assurent que
» lorsque la vie est menacée, si le quinquina est bien in-
» diqué, il est plus dangereux de pécher par insuffisance
» que par excès ».

CINQUIÈME OBSERVATION.

Une sœur hospitalière, âgée de plus de soixante et dix ans, d'une complexion assez robuste pour son âge, éprouva, un violent frisson, dans la matinée du 26 septembre, qui l'obligea à s'aliter : peu de temps après, on s'apperçut qu'elle disoit un mot pour un autre, et qu'elle avoit fait ses déjections dans son lit : cette fille respectable resta toute la journée dans le délire : à ces symptômes, et à la connoissance que j'avois des maladies regnantes, il ne me fut pas difficile de déterminer celle que j'avois à traiter : je prescrivis donc, l'écorce du Perou, et cette sœur qui, lorsqu'elle étoit malade, refusoit ordinairement de prendre les remèdes qu'on lui ordonnoit, consuma, dans l'espace de douze heures, une once de bon quinquina en poudre : ce médicament seul fut suffisant pour opérer sa guérison.

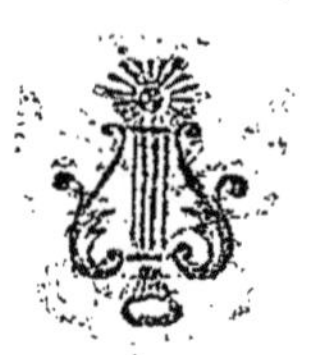

SIXIÈME OBSERVATION.

Anth**. de Tarascon, à la fleur de l'âge, adonné par état à l'agriculture, à la suite des travaux de la moisson fut atteint d'une suffocation qui l'incommodoit, de temps en temps, et surtout pendant la nuit : il avoit fait, pour recouvrer la santé, beaucoup de remèdes qui avoient détérioré sa constitution, lorsqu'il eut enfin recours à mon frère : celui-ci, jugeant sa maladie mortelle, lui conseilla de se mettre entre les mains d'un médecin : je fus celui sur lequel la femme du malade jetta les yeux ; Anth**., le premier jour que je le vis, (le 23 novembre) avoit les jambes et le scrotum œdemateux ; sa respiration étoit extrêmement genée, lorsqu'il étoit étendu dans son lit ; une toux fréquente l'incommodoit ; ses urines, étoient très-rares et briquetées : son visage paroissoit bouffi ; son pouls étoit petit et inégal ; dans la nuit le malade s'étoit éveillé, en sur-saut, différentes fois. A ces symptômes on ne pouvoit point méconnoître une hydropisie de poitrine qui est une maladie très-difficile à guérir. J'employais d'abord, quelques remèdes qui ne produisirent qu'un bien être momentané ; ensuite, une enflure œdemateuse ayant gagné, les cuisses, les bras, et les mains, du malade, je me repliois sur les diurétiques combinés avec les apéritifs : dans ces vues, je prescrivis une tisane de chiendent dans laquelle je fis mettre quelques gouttes d'esprit de nitre dulcifié ; je conseillois l'usage d'un bouillon fait avec l'agneau, les racines d'asperge de brucus, les cloportes en grand nombre, la chicorée de jardin, et la scolopendre ; et l'on distribua encore dans la journée quelques cuillerées d'un vin blanc médicamenteux dans lequel se trouvoit, continuellement, en digestion, de l'oignon de scille, et des baies de genièvre. Quelques jours après, pour combattre la dyspnée qui augmentoit au moindre mouvement que faisoit le malade, on appliqua un grand emplâtre vésicatoire, entre les deux épaules. Ces médicamens firent des merveilles ; les urines reprirent bientôt leurs couloirs naturels ; les enflures diminuèrent peu à peu, à mesure que cette évacuation devint plus abondante ; les nuits devenant, alors plus tranquilles, et les forces du malade augmentant de jour en jour, Anth**. fut guéri de l'hydropisie de poitrine qui devoit selon toutes les apparences, le conduire au tombeau : le 28 décembre, passant chez lui, sur le soir, je ne le trouvois point, il étoit en ville pour ses affaires : à deux heures du matin, je fus rappelé chez Anth**. qui étoit étendu dans son lit dans un état soporeux ; il avoit la bouche contournée, une grande envie de vomir, une difficulté de parler, et une hemiplegie du côté gauche : cette attaque d'apoplexie resista à tous les moyens que je fis mettre en usage : le malade mourut dans la matinée même. Une violente colère, et une indigestion, furent les seules causes auxquelles on peut attribuer la mort d'Anth**.

SEPTIÈME OBSERVATION.

Dans le temps qu'on s'occupoit encore à l'impression de mon mémoire, il s'est présenté, dans ma pratique, un fait, sur une fièvre pernicieuse intermittente soporeuse, qui peut bien, sans inconvenient, figurer parmi ceux que je viens de citer.

Un jeune homme, natif d'Aramon, nommé Bernard, âgé de 18 ans, d'une vigoureuse complexion, charron de son état, travaillant chez Mre. Juillan de notre ville, après quelques jours passés dans le mal-aise, éprouva un frisson violent qui fut suivi d'un état soporeux très-alarmant : les différents moyens que je fis mettre en usage pendant seize heures consécutives, pour éveiller le malade, furent employés inutilement : enfin, Bernard revint dans son état naturel n'ayant aucun souvenir de ce qui s'étoit passé pendant l'accès pernicieux qu'il venoit d'essuyer, pas même de la saignée qu'on lui avoit faite : il prit du bon quinquina accompagné de quelques autres médicamens auxiliaires qui le mirent, sur pied, dans peu de jours.

Quelques sceptiques diront, peut-être, toujours des fièvres d'accès pernicieux ?.... Eh ! comment donc appeler ces affections morbides, si graves, caractérisées par une intermittence marquée, et guéries par l'emploi libéral de l'écorce du Pérou ?.... Finalement, le quinquina, donné à haute dose dans des maladies semblables à celles qui font le sujet de la plûpart de mes observations, auroit produit des funestes effets, s'il n'avoit pas été employé pour des fièvres pernicieuses intermittentes.

De mes observations il resulte 1°. que la prédominence des vents auxtraux, et les transitions, subites et fréquentes, arrivées, assez souvent cet hiver, dans l'atmosphère, ont produit, des fièvres catarrhales, et un infinité d'états fluxionnaires :

2°. Que les cazernes, et notre hospice, renfermant une grande quantité de prisonniers de guerre, ont été le foyer de cette fièvre catarrhale nerveuse, compliquée avec une fièvre d'hôpital, qui a regné, constamment, parmi nous, cet hiver, d'une manière contagieuse :

3°. Qu'un automne et un hiver dont la constitution atmosphérique est australe et humide, doivent produire, ordinairement dans le printemps et l'été suivans, des fièvres pernicieuses intermittentes.

Les observations multipliées que j'ai été en même de faire, dans l'espace d'un an, sur les fièvres intermittentes pernicieuses, ne peuvent-elles pas donner lieu à soupçonner que la plûpart des personnes qui meurent subitement sont le plus souvent enlevées par ces mêmes fièvres méconnues ? Ce qui vient à l'appui de cette conjecture, c'est que, malheureusement, l'art de guérir se trouve, de nos jours, exercé, en général, par des gens (1) qui, sans principes et sans connois-

---

(1) Toutes les loix de l'Empire Français sont exactement exécutées : par quelle fatalité, celle qui a pour objet la vie de l'homme, reste-t-elle sans vigueur ? Puisse, le Gouvernement bienfaisant reformer un jour, pour le bien de l'humanité, les nombreux abûs, introduits et enracinés, dans l'exercice de la médecine !.....

sances ne pouvant point se douter de la vérité que renferme ce premier aphorisme d'Hippocrate *ars longa vita brevis* osent traiter toutes les maladies qu'ils peuvent procurer à leur routine meurtrière : en effet, par un aveuglement attaché, sans doute, à l'espèce humaine, le peuple trop crédule, confie plus aisément sa vie à ces guérisseurs dont la réputation n'est fondée que sur les discours insinuants et trompeurs d'une foule d'officieux, qu'à des gens de l'art dignes de la confiance publique par les faits d'une pratique judicieuse et éclairée.

FIN.

www.ingramcontent.com/pod-product-compliance
Ingram Content Group UK Ltd.
Pitfield, Milton Keynes, MK11 3LW, UK
UKHW021128230726
13926UKWH00002B/663

9 782016 160435